DE

LA SYPHILIS UTÉRINE

SECONDAIRE

PAR

Jules FOULQUIER

DOCTEUR EN MÉDECINE DE LA FACULTÉ DE PARIS

PARIS

ALPHONSE DERENNE

52, boulevard Saint-Michel, 52.

1881

DE

LA SYPHILIS UTÉRINE

SECONDAIRE

PAR

Jules FOULQUIER

DOCTEUR EN MÉDECINE DE LA FACULTÉ DE PARIS

PARIS

ALPHONSE DERENNE

52, boulevard Saint-Michel, 52.

1881

A MON PÈRE ET A MA MÈRE

A MON FRÈRE, LE DOCTEUR E. FOULQUIER

A MES PARENTS

A MES AMIS

SYPHILIS UTÉRINE SECONDAIRE

INTRODUCTION

De tout temps, la syphilis et ses manifestations dans les divers organes de l'économie ont été l'objet de nombreuses et sérieuses études.

Cependant la connaissance des accidents secondaires qui évoluent sur l'utérus est de date récente.

Les auteurs se sont surtout attachés à rechercher et à décrire les accidents généraux provoqués par la diathèse syphilitique sur le système génital de la femme : c'est-à-dire les troubles menstruels, les avortements ou accouchements prématurés, etc.

Je me contenterai de les rappeler brièvement, ayant pris pour sujet principal de ce travail les accidents locaux, les syphilides utérines.

Le premier M. le professeur Fournier a bien décrit ces lésions, prouvant ainsi qu'elles ne sont pas aussi rares et aussi difficiles à diagnostiquer, que quelques auteurs l'ont prétendu.

Foulquier

Avant d'aborder notre sujet, nous devons remercier M. le professeur Fournier de l'honneur qu'il nous fait en acceptant la présidence de notre thèse.

Que M. le Dr Martineau, qui nous a donné l'idée de cette étude avec les renseignements nécessaires pour la mener à bonne fin, veuille bien accepter l'expression de notre vive reconnaissance.

HISTORIQUE

C'est M. Ricord (1) le premier, qui appliquant l'emploi du spéculum à l'étude des maladies vénériennes, a parlé des affections du col de l'utérus, dépendantes de la syphilis.

En 1843, M. Gosselin (2) dit ceci : « Je signale à l'attention des observateurs ce fait qu'une ulcération syphilitique du col utérin peut, sans l'influence d'aucune modification, revêtir le caractère des ulcérations observées journellement, de telle sorte que l'aspect même de l'ulcération ne permettrait pas d'en connaître la nature et qu'il faudrait surtout tenir compte des antécédents et des autres lésions concomitantes.

Ainsi M. Gosselin faisait prévoir déjà les difficultés qui entouraient le diagnostic des lésions syphilitiques utérines.

Gibert, Bennet, de Boys-de-Loury et Costilhes, Bernutz, ont également décrit des ulcérations du col soit chancreuses, soit syphilitiques.

Cependant en 1860, Aran a signalé l'existence de plaques muqueuses sur l'utérus qu'il décrit sous forme de condylômes présentant un aspect violacé, ne saignant pas facilement et situés le plus souvent au pourtour de l'orifice

1. Ricord. *Mémoire sur quelques faits observés à l'hôpital des vénériens.*

2. Gosselin. *De la valeur symptomatique des ulcérations du col utérin (Archives générales de médecine).*

— 8 —

du col (Aran, *Leçons cliniques sur les maladies de l'uté-rus*).

Parmi les auteurs plus récents encore, nous trouvons des différences notables d'appréciation.

Pour M. Langlebert (*Traité pratique des maladies véné-riennes*) les plaques muqueuses du col, quand elles exis-tent, sont difficiles à diagnostiquer.

M. Lancereaux (*Traité de la syphilis*, 1866), décrit des érosions arrondies, d'une coloration rouge vif sécré-tant une matière muco-purulente. Nous retrouverons là une des formes des syphilides utérines, qui, pour M. Lan-cereaux, sont assez rares, puisqu'on n'en trouve qu'un cas sur 186 femmes (Davaine et Deville).

Rollet (*Traité des maladies vénériennes*, 1865), dit que « on trouve aussi des plaques muqueuses dans le fond du vagin au pourtour du col et dans les culs de sac. Elles sont opalines, à peine saillantes. »

M. Courty (*Traité pratique des maladies de l'utérus*) dit avoir constaté sur le museau de tanche toutes sortes de syphilides depuis l'*érythème*, de petites plaques circulaires rouges et comme rubéoliques, les *macules*, les *taches*, etc., jusqu'au *pityriasis*, au *psoriasis*, aux pustules plates, aux *tubercules*. Mais ces lésions ne présentent rien de précis et peuvent exister en dehors de la syphilis.

C'est M. le professeur Fournier (1) qui a le premier bien décrit les syphilides utérines. Elles ne sont pas aussi rares qu'on le croit généralement. Il nous est arrivé, en examinant des femmes à Lourcine pour faire notre travail,

1. A. Fournier, *Leçons sur la syphilis des femmes*, Paris, 1873.

de trouver un matin quatre femmes atteintes de syphilides utérines qui étaient passées inaperçues. Il faut donc chercher ces lésions qui n'accusent leur existence par aucun phénomène, et c'est ainsi qu'en se mettant à l'abri de toute cause d'erreur, M. Fournier est arrivé à démontrer la fréquence relative de ces accidents par rapport aux mêmes lésions développées sur la vulve et le vagin. Il a obtenu la proportion suivante :

Syphilides muqueuses de la vulve . . . 522 cas.

     —   du col utérin . .   25 —

     —   du vagin . . . .   9 —

Cependant M. Gallard (*Leçons cliniques sur les maladies des femmes*) prétend que ces lésions doivent être fort rares et qu'il n'en a jamais observé. Cela tient probablement à ce qu'il n'a jamais observé dans un milieu spécial comme à Lourcine.

Dans une thèse faite en 1877, M. de Fourcault a décrit une nouvelle syphilide qu'il appelle « *hypertrophie exulcérative du col.* »

Dans deux leçons cliniques (*Union médicale* de mai 1880) qu'il a consacrées à la syphilis secondaire du vagin et de l'utérus, M. Martineau dit n'avoir jamais observé une pareille syphilide. Nous en donnerons néanmoins une description.

CHAPITRE PREMIER

Les manifestations secondaires de la syphilis utérine présentent deux grandes classes : *les manifestations générales et les manifestations locales.*

I. — MANIFESTATIONS SECONDAIRES GÉNÉRALES.

Nous allons passer rapidement en revue la première classe qui comporte, d'après M. le professeur Fournier, les phénomènes suivants :

1° Leucorrhée ;

2° Hystéralgie ;

3° Troubles menstruels ;

4° Troubles de la grossesse.

1° Il est commun d'observer chez les femmes syphilitiques de la leucorrhée. Beaucoup de femmes qui n'avaient jamais eu de flueurs blanches, deviennent abondamment leucorrhéiques pendant la période secondaire. Il y a un catarrhe muco-purulent du col de l'utérus et une hypertrophie de cet organe. On peut dire avec M. Cornil que la métrite du col est parfois sous l'influence directe de la syphilis comme la vulvite, comme la vaginite, sans qu'il y ait ni érosions, ni plaques muqueuses (Cornil, *Leçons sur la syphilis*).

2° La névralgie utérine est sous la dépendance de la chloro-anémie, de la débilitation générale qu'entraîne nécessairement après elle la maladie constitutionnelle. Ajoutez à cela l'éréthisme nerveux, l'impressionnabilité singulière des femmes et surtout des femmes chloro-anémiques, et vous aurez la clé des douleurs utérines si vives qui rappellent l'hystéralgie commune.

III. — L'influence de la syphilis sur les troubles menstruels est plus difficile à déterminer. Cependant, M. Fournier est arrivé aux conclusions suivantes :

1° Sur le plus grand nombre de femmes, la syphilis ne trouble pas les règles ;

2° Sur quelques malades elle apporte certains troubles dont les plus habituels consistent en *retards, irrégularités, appauvrissement* et *suppression* plus ou moins complète du flux menstruel ;

3° Ces troubles menstruels ne deviennent intenses que lorsque la maladie prend un caractère de gravité spécial :

IV. — L'étude de l'influence de la syphilis sur la grossesse nous entraînerait trop loin, et nous ferait sortir du cadre que nous nous sommes tracé. Disons cependant qu'elles s'influencent réciproquement, souvent d'une manière désastreuse. La grossesse, en apportant son anémie propre, son action débilitante, aggrave les symptômes de la syphilis, quand elle ne détermine pas de nouveaux accidents (accidents digestifs, nerveux, etc.). De son côté, la syphilis crée une prédisposition considérable pour l'avortement ; c'est elle, surtout péndant la période secondaire, qui est la cause la plus commune des avortements ou des accouchements prématurés.

II. — *Manifestations secondaires locales.*

Pour étudier les manifestations locales, nous allons suivre, d'après leur importance, l'ordre suivant :

1° Roséole ;

2° Lésions diverses ;

3° Syphilides.

1° La roséole existe-t-elle sur le col de l'utérus? Dans la thèse de M. de Fourcault inspirée par M. Martin, médecin de Saint-Lazare, que nous avons citée plus haut, nous en trouvons une courte description. Mais elle est niée formellement par M. le professeur Fournier, ainsi que par M. Martineau.

2° *Lésions diverses.* — M. Witehead (*Archives générales de médecine*, 1857) croit nombreuses les lésions utérines produites par la syphilis ; il décrit notamment une hypertrophie avec ou sans induration, occupant d'abord le segment inférieur de l'utérus et s'étendant à une partie plus ou moins étendue de l'organe, un *érythème* avec hypertrophie des follicules, des *excoriations*, des *ulcérations aphtheuses*, des *excroissances verruqueuses*, et même de l'*endométrite.*

« Ces lésions, dit M. Lancereaux (*Traité de la syphilis*), en admettant qu'on pût les rattacher à la syphilis, appartiendraient en tout cas aux premières périodes plutôt qu'à la dernière, mais rien ne conduit à penser que la plupart d'entr'elles aient une origine syphilitique, on pourrait même dire que c'est tout l'opposé. »

3° *Syphilides.* — Ce sont là les lésions réellement cliniques de la syphilis utérine. Elles feront l'objet du chapitre suivant.

CHAPITRE II

Avant de parler des syphilides utérines, disons quelques mots des syphilides muqueuses en général. Bien plus communes que les syphilides cutanées, elles ne manquent presque jamais, chez la femme surtout.

Voici leurs principaux caractères, d'après M. le professeur Fournier.

I. — Ce sont des lésions exclusivement secondaires. On les rencontre sur les muqueuses exposées au contact de l'air ou dans les régions de la peau, qui par le degré de chaleur et d'humidité qu'elles présentent, se trouvent dans les mêmes conditions que la muqueuse.

II. — Elles sont sécrétantes : de là le nom de syphilides humides qu'on leur a donné.

III. — Elles ne sont pas inoculables au sujet qui les porte. Cette expérience répétée des milliers de fois a toujours été négative.

IV. — Elles sont toutes éminemment contagieuses. Récidivant facilement, disséminées un peu partout, elles transmettent la vérole bien plus que tout autre accident syphilitique.

- V. — Elles sont curables.

Caractères des syphilides utérines.

Les syphilides utérines ne présentent pas à étudier tous les types des syphilides muqueuses. Le type papulo-hypertrophique décrit par M. Fournier manquerait sur le col (1). Il reste donc trois types à étudier. Ce sont :

1° Les syphilides érosives ;

2° Les syphilides papuleuses ;

3° Les syphilides ulcéreuses.

Siége. — Elles se trouvent sur toutes les parties du col, le plus souvent cependant elles sont excentriques, caractère qui à lui seul assure le diagnostic.

Nombre. — Leur nombre est variable. Parfois on n'en observe qu'une, plus souvent on en observe deux, trois, quatre. Le col peut même être criblé de papules comme dans l'observation V.

Proportion. — Les syphilides papuleuses sont de beaucoup les plus fréquentes. Les syphilides ulcéreuses sont rares ; nous n'en possédons qu'une observation bien nette.

Date de leur apparition. — Très variable. En général, elles apparaissent en même temps que les syphilides des autres parties du corps. Il faut faire exception pour les syphilides ulcéreuses qui généralement sont plus tardives.

Gravité. — Elles guérissent facilement dans l'espace de huit à dix jours. Parfaitement indolentes, elles ne s'accompagnent pas de complications. Cependant, d'après M. Cor-

____

1. Cependant nous en avons vu un moule dans la collection particulière de M. Fournier à Saint-Louis.

nil, elles seraient cause de métrite et d'hypertrophie du col, mais ces lésions pouvant être attribuées également à la maladie constitutionnelle, il devient difficile de dire la part relative que prennent les plaques muqueuses à leur formation. M. Martineau ne met en cause que la syphilis.

Il est une autre espèce de syphilide décrite en 1877 par M. le docteur de Fourcault et observée dans le service de M. Martin, médecin de Saint-Lazare. Dénommée *hypertrophie exulcérative du col*, cette lésion, qui existerait 48 fois sur 100, présente deux périodes d'évolution :

1° L'hypertrophie ;

2° L'exulcération.

1° *Hypertrophie*. — Elle débute par une rougeur foncée, violacée, due à une congestion de l'organe. Le col hypertrophié est mou, dépressible, de plus il est indolore.

2° *Exulcération*. — Atteignant parfois le volume d'une pièce d'un franc, elle occupe les deux lèvres du col, parfois une seule. Lisse, unie, sécrétant à peine, elle a une couleur rouge, cuivrée. Ce n'est pas une ulcération, mais une érosion, une desquamation épithéliale. On distingue deux zônes : une externe, violacée, c'est l'hypertrophie, l'autre centrale, constitue l'ulcération, parce que le col, augmentant de volume, s'abaisse et vient frotter sur le plancher périnéal.

Cette syphilide coexisterait avec la roséole et les autres syphilides vulvaires et anales. Elle durerait un mois et pourrait récidiver. Enfin elle coïnciderait souvent avec l'hypertrophie des amygdales.

M. Martineau n'a jamais trouvé cette lésion. D'après lui, les métrites chroniques occasionnant l'hypertrophie du col et les follicules enflammés l'ulcération, on peut reproduire les mêmes caractères cliniques en dehors de la syphilis.

Que cette lésion existe ou non, tout ce que nous avons dit à propos des syphilides peut lui être appliqué.

I

SYPHILIDES ÉROSIVES

Les syphilides érosives sont des exfoliations épithéliales. Elles sont généralement de la grandeur d'une lentille. Le fond est plat et cupuliforme, d'un rouge foncé, tranchant sur la coloration normale du vagin et du col. Les bords encadrent la petite dépression d'un liseré argenté plus ou moins saillant. Elles sont le plus souvent arrondies, quelquefois elliptiques ou ovalaires. Elles fournissent une sécrétion minime de sérosité, pyoïde plutôt que purulente (Fournier).

La nature syphilitique de ces lésions ne peut qu'être soupçonnée dans certains cas. Il ne faut pas s'en rapporter seulement aux commémoratifs, mais la position excentrique de ces érosions, leur forme cerclée ou semi annulaire, forme commune des lésions syphilitiques quand elle est bien nette, aident puissamment au diagnostic.

Elles apparaissent le plus souvent avec les premiers accidents de la syphilis, quand elles ne prennent pas la place du chancre par une sorte de transformation « *in situ.* » Dans quelques cas le chancre, disparaissant peu à peu, est envahi par la confluence de ces évasions qui s'assimilent les restes de son induration et constituent alors un accident secondaire (Spillmann, *Des syphilides vulvaires*, 1869. Fournier, *Gazette des hôpitaux*, mars 1881). Enfin elles disparaissent rapidement sous l'influence du traitement.

OBSERVATION I

Julie F..., âgée de 20 ans, entrée le 11 mai 1880 à la salle Saint-Louis, lit n° 20 (service de M. Martineau).

Bons antécédents héréditaires, ni scrofule ni arthritisme. Quelques soupçons d'hystérie. Réglée à 15 ans, facilement. Leucorrhée abondante, déflorée à 18 ans. Il y a un mois la malade s'aperçut d'un bouton aux parties et d'une grosseur dans l'aîne.

État actuel. — Syphilides papuleuses, papulo-squammeuses et érythémateuses sur les cuisses. La grande lèvre gauche est volumineuse, rouge, œdématiée, elle présente à sa partie inférieure une ulcération à fond jaunâtre, à bords décollés.

Sur la grande lèvre droite, folliculite et ulcérations régulières à fond jaune.

Adénopathie inguinale double. Adénopathie cervicale. Amygdales enflées. Rien à la bouche.

15 *mai.* — Au toucher le col est gros, à orifice transversal, un peu large, entr'ouvert. L'introduction du spéculum est douloureuse. Leucorrhée très abondante. On aperçoit des syphilides érosives sur la lèvre antérieure du col. Deux surtout, grisâtres, très-visibles, l'une à gauche de la dimension d'une pièce de 20 centimes, arrondie, l'autre à droite ovalaire, occupant tout le reste de la lèvre antérieure. Ces plaques sont à fond grisâtre et à bords rouges. Elles se prolongent sur la lèvre postérieure.

Traitement. — Liqueur de van Swieten. Bains de sublimé avec canule vaginale.

22 *mai.* — Les érosions sont moins larges.

29 *mai.* — Elles ont complètement disparu.

Observation II

Maria J..., 26 ans, entrée le 22 février 1881 à la salle Saint-Louis, lit n° 5 (service de M. Martineau). Pas d'antécédents strumeux. Bonne santé habituelle.

Réglée à 14 ans. Leucorrhée légère, habituelle, déflorée à 23 ans. Il y a six mois apparition de boutons. Entrée à trois reprises différentes à l'hôpital Lourcine.

29 Février. — Syphilides érythémateuses du tronc et des membres inférieurs. Quelques syphilides papulo-squammeuses disséminées, en voie de réparation pour la plupart.

Sur les grandes lèvres, dans le pli génito-crural, à droite et à gauche de l'anus, syphilides papulo-érosives hypertrophiques, volumineuses. Au toucher, le col est peu volumineux. Rien dans le cul-de-sac.

Au spéculum, col rouge, orifice un peu entr'ouvert donnant issue à un liquide muco-gélatineux, non purulent.

4 mars. — Le vagin est rouge, purulent.

18 mars. — Il existe sur la lèvre antérieure du col de petites syphilides érosives du volume d'un grain de millet, rouges et à bords blanchâtres. Il en existe également sur la paroi antérieure du vagin, dans son segment postérieur.

Diagnostic.—Syphilides cutanées, anales, vaginales et utérines.

Traitement. — Liqueur de van Swieten. Irrigations vaginales au chloral. Cautérisation au nitrate d'argent.

25 mars. — Sortie non guérie.

Observation III

Maria Cl..., 23 ans, entrée le 25 janvier 1881, à la salle Saint-Louis, lit n° 22 (service de M. Martineau). Antécédents strumeux, gourmes, adénite cervicale. A l'âge de 4 ans, attaque de rhumatisme articulaire aigu. Depuis angines fréquentes.

Réglée à 12 ans. Règles régulières. Leucorrhée abondante, continuelle.

Déflorée à 15 ans. Ni grossesses, ni fausses couches. Il y a 4 mois apparition de boutons aux parties génitales. Depuis alopécie, céphalée, tibialgie surtout.

Etat actuel. — Dans les plis génito-cruraux, sur les grandes lèvres, il existe des syphilides papulo-hypertrophiques érosives. Les grandes lèvres sont tuméfiées.

A la face interne des petites lèvres, il existe également des syphilides érosives, saillantes. Au spéculum, le vagin est rouge granuleux. Sur sa face antérieure on rencontre une petite ulcération blanchâtre à fond saillant. Le col est gros et donne issue à un liquide épais, blanchâtre et adhérent.

Il existe sur les deux amygdales des plaques ulcérées, volumineuses. Adénite sous-maxillaire et cervicale :

29 *janvier*. — Sur la lèvre postérieure du col·on voit des érosions irrégulières, confluentes, les unes petites comme une tête d'épingle, les autres de la grandeur d'une lentille. Il en existe également sur la paroi antérieure du vagin dans le segment postérieur.

Traitement. — Liqueur de van Swieten. Bains de sublimé, charpie avec chloral. Cautérisations au nitrate d'argent

11 *février*. — Les syphilides vulvaires s'affaissent. Les syphilides vaginales ont en partie disparu.

25 *février*. — Il n'existe plus de syphilides vaginales et utérines.

Nous avons pu observer, à Saint-Louis, dans la collection particulière de M. Fournier, trois moules de syphilides érosives. Un surtout, le n° 276, en offre un bel exemple et est surtout curieux par la forme en cocarde qu'il présente. La femme qui en avait fourni le modèle occupait le lit n° 13 de la salle Saint-Thomas (avril 1876).

II

SYPHILIDES PAPULEUSES.

Les syphilides papuleuses ou papulo-érosives ou plaques muqueuses sont de petits disques saillants, un peu surélevés au-dessus de la muqueuse. Elles varient depuis la grosseur d'une tête d'épingle jusqu'au volume d'une pièce de 20 centimes. Elles sont circulaires, lisses, et l'épithélium se détachant elles deviennent érosives et sécrètent une sérosité trouble qui tache le linge à la façon d'un vésicatoire. C'est la forme de syphilides la plus fréquemment observée sur le col de l'utérus. Leur nombre est très variable. Tantôt on n'en voit que quelques-unes, tantôt, comme dans l'observation V, le col est littéralement semé de ces « grains de millet. »

Elles apparaissent à des époques variables, dans l'observation IV, elles coïncident avec le chancre infectant.

Elles n'affectent jamais la forme hypertrophique. Leur constitution anatomique est des plus simples. La lésion consiste « en une hypertrophie des papilles du derme avec prolifération surabondante d'éléments cellulaires embryoplastiques. A ce processus hyperplasique succède un processus érosif, qui détermine le décollement, puis la chute de l'épithélium et laisse à nu le ménisque papuleux. »

Ce qui est important à remarquer, c'est la teinte opaline,

gris-perle de ces syphilides (Fournier). C'est là un bon caractère pour les distinguer des autres lésions. Presque toujours excentriques, elles viennent rarement occuper l'ouverture du col. Dans ce dernier cas, on pourrait les tenir pour suspectes sans pouvoir affirmer leur spécificité.

Elles sont essentiellement indolentes, ne déterminent pas de prurit ni de phénomènes inflammatoires.

Très facilement curables, elles disparaissent même spontanément, et c'est ainsi que M. Fournier explique ces cas curieux de contamination, venant de femmes chez lesquelles on ne trouve rien de pathologique. Une papule muqueuse vite guérie aurait été l'agent de la contagion.

OBSERVATION IV

Marthe D..., âgée de 30 ans. Entrée le 26 avril 1881 à la salle Saint-Louis, lit n° 29 (Service de M. Martineau).

Pas d'antécédents strumeux. Pas d'arthritisme. Constipation habituelle. Palpitations de cœur. Réglée à 13 ans et demi. Leucorrhée habituelle. Deux grossesses, la première à 23 ans, la deuxième à 25. Couches faciles, pas de suites pathologiques. Il y a deux mois, apparition d'une écorchure sur la petite lèvre gauche. Depuis, la malade se plaint de céphalée, courbature, insomnie.

État actuel. — Chancre infectant de la petite lèvre gauche, caractérisé par une érosion du volume d'une grosse lentille, arrondi, à bords nets, non taillés à pic, se continuant directement avec les parties voisines, à induration parcheminée, en voie de réparation.

Polyadénite inguinale double, très manifeste, non douloureuse.

Syphilides papuleuses et érythémateuses du tronc. Rien à la gorge.

13 *mai*. — Le chancre est à peu près guéri. Sur les deux parois du vagin et dans son segment postérieur, on voit une vingtaine de papules rouges saillantes, dont quelques-unes sont érodées à leur sommet, reposant sur un fond rosé. Le vagin n'est ni rouge ni purulent. Il existe de semblables papules sur le col, mais elles sont plus confluentes surtout à la lèvre antérieure, Elles sont bien distinctes de l'érosion folliculaire qui enveloppe l'orifice cervico-utérin.

20 *mai*. — Il n'existe plus sur le col que quelques papules. Celles du vagin ont disparu.

Diagnostic. — Syphilides cutanées vaginales et utérines.

Traitement. — Injections hypodermiques de sublimé. Pansement au nitrate d'argent.

OBSERVATION V

Rosalie M..., âgée de 31 ans, entrée le 3 mai 1881 à la salle Saint-Alexis, lit n° 16 (Service de M. Martineau).

Pas d'antécédents pathologiques. Réglée à 12 ans, déflorée à 18 ans.

Il y a cinq mois, apparition d'un bouton aux parties, depuis la malade se plaint d'insomnie et de céphalée.

État actuel. — Sur la grande lèvre droite en descendant vers l'anus, nombreuses syphilides hypertrophiques, ainsi qu'au pli génito-crural. Polyadénite inguinale double.

La leucorrhée est abondante. Le col de l'utérus est un peu gros ; on aperçoit quelques érosions folliculaires de la lèvre postérieure.

16 *mai*. — Le vagin n'est pas rouge ; à sa partie moyenne et sur la paroi postérieure il existe trois ou quatre petites papules rouges, saillantes, qui ne sont pas desquamées. Il en existe également deux ou trois dans le segment postérieur et sur la paroi antérieure.

23 *mai*. — Les syphilides vaginales ont augmenté de nombre.

Le col de l'utérus est criblé de syphilides papuleuses grosses comme un grain de millet, cuivrées, saillantes, à peine érodées non entourées d'un cercle épidermique.

Diagnostic. — Syphilis vulvaire, vaginale et utérine.

Traitement. — Injections hypodermiques de sublimé. Bains de sublimé.

6 juin. — Les syphilides vulvaires persistent encore, les syphilides vaginales et utérines ont disparu. La malade continue le traitement.

OBSERVATION VI

Blanche F..., entrée le 10 mai 1881 à la salle Saint-Alexis, lit n° 24 (Service de M. Martineau).

Antécédents strumeux. Père mort à trente ans phthisique. Réglée à 14 ans.

Entrée à la salle Saint-Clément il y a un an pour un chancre qui a été traité par l'iodoforme. Sortie quinze jours après. Il y a un mois seulement apparition de nouveaux boutons. Pas de céphalée, ni d'alopécie, ni de courbature.

État actuel. — Syphilides légères, érythémateuses du dos. Syphilide pigmentaire du cou. Sur les petites lèvres tuméfiées on voit des syphilides hypertrophiques.

24 mai. — A l'examen au spéculum, on aperçoit quelques érosions vaginales dans le cul-de-sac postérieur. Pas de leucorrhée. Sur le col situé légèrement en antéversion on aperçoit surtout à droite six ou sept boutons saillants, d'une teinte opaline, tranchant sur la coloration normale du col. Ces petites syphilides s'étendent jusqu'au niveau de l'insertion vaginale.

Il n'y a pas de métrite ni de lésions folliculaires.

Diagnostic. — Syphilis cutanée, vulvaire et utérine.

Traitement. — Injections hypodermiques de sublimé.

- *5 juin.* — Plus de traces de syphilides utérines,

Observation VII

Stéphanie F..., âgée de 20 ans, entrée le 15 mars 1881 à la salle Saint-Alexis, lit n° 32 (service de M. Martineau). Antécédents strumeux. Réglée à 16 ans. Règles irrégulières.

Entrée en novembre 1880, à la salle Saint-Bruno, pour plaques muqueuses et syphilides cutanées. La malade n'a pas spécifié le début. Sortie il y a un mois. Depuis céphalée nocturne, fièvre le soir, frissons, sueurs, alopécie.

État actuel. — Petites syphilides érosives, arrondies, à l'extrémité inférieure des grandes lèvres et des petites lèvres. Au-dessous du clitoris, à l'extrémité supérieure des petites lèvres il existe une petite érosion à fond rouge, légèrement arrondie, qui aurait été la première en voie d'apparition (chancre probable). Polyadénite inguinale double non douloureuse.

Syphilides pigmentaires du cou, papulo-squameuses du cou, du tronc et des cuisses.

25 avril. — Syphilides buccales papulo-érosives de la lèvre inférieure droite et des deux amygdales.

23 mai. — A l'examen au spéculum, le col est petit, en rétroversion, il donne issue à une grande quantité de liquide épais, glutineux, muco-purulent. Sur les deux lèvres du col il existe plusieurs papules rouges, du volume d'une tête d'épingle. Il y en a une à droite très caractéristique, de la grosseur d'un grain de chénevis, arrondie, cuivrée et légèrement érodée à sa surface. Le vagin ne présente aucune lésion.

Diagnostic. — Syphilides cutanées, vulvaires et utérines.

Traitement. — Liqueur de van Swieten. Bains de sublimé. Cautérisations au nitrate d'argent.

30 mai. — Les papules utérines sont toutes érodées.

6 juin. — Plus de traces de syphilides utérines.

Observation VIII

Marie B... âgée de 22 ans, entrée le 1er février 1881, salle Saint-Louis, lit n° 23 (service de M. Martineau).

Antécédents. — Strume, gourmes, écoulements d'oreilles. Pas de rhumatismes ni d'herpétisme. Réglée à 15 ans. Leucorrhée abondante et continuelle. Accouchée il y a neuf mois d'un enfant à terme, facilement, sans suites de couches. L'enfant est mort à cinq mois en nourrice.

Il y a trois semaines, apparition de boutons aux organes génitaux. Depuis courbature, céphalée, insomnie, fièvre le soir, tibialgie. Pas d'alopécie.

État actuel. — A la face interne des cuisses, dans les plis génito-cruraux, rougeur très vive avec exulcérations superficielles (desquamation épidermique, douleur très vive). Grandes lèvres extrêmement rouges et tuméfiées. Sur leur bord libre il existe, ainsi qu'au pourtour de l'anus, des syphilides ulcéreuses à bord saillant, à fond déprimé, jaunâtre, couvert de sérosité fétide. Orifice vulvaire rouge.

Au spéculum, le col est gros, métrite intense avec ulcération étendue et à fond rouge sur la lèvre antérieure; sur la lèvre postérieure il existe une autre petite ulcération du volume d'une lentille, à bord rouge et à sommet blanchâtre.

Rien à la gorge.

Éruption papulo-érythémateuse sur le dos.

11 *février.* — Sur les deux lèvres du col nombreuses syphilides papulo-érosives, confluentes dans le cul-de-sac antérieur, saillantes, rouges. On en trouve 8 à 10 sur la face antérieure, 2 ou 3 sur la face postérieure du col.

Diagnostic. — Syphilis cutanée, vulvaire et utérine. Métrite.

Traitement. — Liqueur de van Swieten, huile de foie de morue, Bains de sublimé.

26 *février*. — Exeat, non guérie.

Dans cette observation intéressante, on trouvait sur la matrice des lésions qu'on devait rapporter d'un côté à la métrite, de l'autre à la syphilis. Le diagnostic ne souffrait aucun doute.

OBSERVATION IX

Madeleine T...., âgée de 30 ans, entrée le 22 février 1880, salle Saint-Louis, n° 23 (service de M. Martineau).

Antécédents. — Bonne santé habituelle. Rhumatisme articulaire il y a six mois.

Réglée à 16 ans 1/2 facilement. Pas de leucorrhée. Déflorée à 21 ans. A 25 ans, grossesse à terme, accouchement facile.

Il y a cinq mois. Apparition de boutons aux parties génitales ; depuis alopécie considérable, maux de gorge ; pas de courbature ni d'insomnie.

État actuel. — Sur la grande lèvre gauche syphilides papulo-érosives hypertrophiques volumineuses. Les petites lèvres tuméfiées présentent des syphilides ulcéreuses. Syphilides ulcéreuses de l'anus. Polyadénite inguinale double non douloureuse.

Au spéculum. — Rien au vagin. Sur les lèvres du col dont l'orifice est élargi, on voit des syphilides papuleuses, abondantes, du volume d'une tête d'épingle, tranchant par leur coloration foncée, cuivrée, sur la couleur du reste du col.

Sur la face, à la partie antérieure du tronc et à la nuque, syphilides papulo-squameuses discrètes. Ulcérations sur les deux amygdales.

12 *mars*. — Il existe encore sur la lèvre postérieure quelques petites papules rouges.

18 *mars*. — La malade se plaint de douleurs au poignet gauche et dans les deux genoux.

1ᵉʳ *avril*. — Il existe toujours sur la lèvre postérieure du col quatre petites papules rouges, saillantes. Le col est gros et dévié à gauche.

Douleurs persistantes dans le poignet, avec une légère crépitation quand on fait exécuter des mouvements.

8 *avril*. — Les douleurs et la crépitation ont disparu. Encore quelques syphilides buccales et vulvaires. Rien sur l'utérus.

Diagnostic. — Syphilis cutanée, vulvaire, anale et utérine. Douleurs rhumatismales.

Traitement. — Liqueur de van Swieten. Gargarismes au chlorate de potasse. Pansement au chloral. Mèches à l'iodoforme.

15 *avril*. — Exeat.

Cette observation montre un cas rare de syphilides utérines ayant persisté pendant un mois et demi. C'est une véritable exception.

Le musée de l'hôpital Saint-Louis possède également quelques beaux moules de syphilides papuleuses. Il y en a un surtout qui est la reproduction de syphilides sur une femme enceinte.

L'observation est si intéressante que nous n'avons pu résister au désir de la reproduire.

OBSERVATION X

Syphilides papuleuses du col chez une femme enceinte.

La nommée Adelaïde H..., âgée de 26 ans, couturière, entre le 16 juin 1866 à l'hôpital Saint-Louis, salle Saint-Thomas, n° 5 (service de M. Lailler).

Antécédents. — Gourmes dans son enfance. Rougeole à six ans. Menstruation régulière quoique peu abondante.

couche il a quatre ans. Elle a eu un enfant il y a trois ans avec suite de couches normales.

Vers le mois de juillet 1865 apparition de petits boutons sur la face, le dos, les fesses et les cuisses. Mal à la gorge. Un médecin consulté ordonne des pilules de mercure.

En octobre elle entre à l'hôpital de la Charité pour une métrorrhagie. A ce moment, elle n'avait pas de boutons, mais le mal de gorge persistait. M. Péan, qui suppléait M. Denonvilliers, diagnostique une angine syphilitique et donne des pilules de protoiodure de mercure. La malade sort au bout de cinq semaines. Vers le mois de janvier 1866 elle est atteinte d'une aphonie complète. M. Nonat, consulté, prescrit encore des pilules de protoiodure de mercure et un gargarisme avec la liqueur de van Swieten. L'aphonie persiste pendant quatre mois.

Il y trois semaines, les boutons sont revenus aux parties génitales. La malade n'a plus ses règles depuis le mois de décembre. Elle prétend être enceinte de six mois.

État actuel. — Sur les grandes et petites lèvres on constate des plaques muqueuses, peu saillantes, exulcérées, humides. Elles sont légèrement indurées. Les ganglions de l'aîne sont engorgés et non douloureux à la pression.

La malade ne souffre plus de la gorge. Les amygdales ont un peu augmenté de volume. La muqueuse qui tapisse la face interne des joues présente une teinte opaline. Rien au cuir chevelu. Les cheveux sont assez abondants et ne tombent pas.

Adénite cervicale. Lymphatisme. On prescrit deux pilules de protoiodure de mercure.

18 *juin*. — Coloration lilas de la vulve. Sur la lèvre antérieure du col on constate des plaques ou plutôt des papules lenticulaires, légèrement saillantes, présentant une coloration jaunâtre, rose vif, grosses comme une tête d'épingle.

16 *juillet*. — Les plaques de la vulve ont disparu.

25 *août*. — La lèvre antérieure du col présente toujours des papules lenticulaires.

12 *septembre.* — La malade est accouchée d'une fille à terme.
10 *novembre.* — L'enfant pèse 3 kilos 720.
20 *novembre.* — Les papules syphilitiques du col ont disparu.
La malade sort.

III

SYPHILIDES ULCÉREUSES.

Les syphilides ulcéreuses sont peu communes. Comme elles n'ont pas de caractères pathognomoniques, on peut les prendre pour des ulcérations vulgaires. En l'absence même de tout traitement elles perdent facilement leurs caractères primitifs (Gosselin). En général elles sont tardives. D'une teinte jaunâtre, elles entament superficiellement les tissus et ne s'accompagnent pas de troubles utérins. Avec elles, pas de métrite, pas de troubles menstruels, pas de douleurs utérines, symptômes qu'on observe communément dans les inflammations franches. Enfin elles guérissent rapidement sous l'influence seule du traitement général.

OBSERVATION XI

Louise P..., âgée de 21 ans, entrée le 7 janvier 1879, à la salle Saint-Louis, lit n° 15 (service de M. Martineau). Antécédents strumeux : gourmes, maux d'yeux. Réglée à 15 ans. Régles peu abondantes, régulières depuis quelque temps seulement.

Déflorée depuis un an. Il y a quinze jours apparition de boutons et miction douloureuse.

10 *janvier.* — On voit des syphilides pigmentaires et érythé-

mateuses commençantes sur le tronc et les membres. La malade accuse des douleurs articulaires dans les épaules et les bras. Pas de sternalgie ni de tibialgie.

Vulvite bien accentuée. Les grandes lèvres sont très enflammées et comme macérées. L'irritation présente une teinte brunâtre et se prolonge largement au pourtour de l'anus.

On voit des papules hypertrophiques et de nombreuses ulcérations, une surtout qui part de la fourchette jusqu'à la petite lèvre droite. Syphilides papuleuses dans les plis de l'anus.

Au spéculum le vagin est moyennement rouge avec des granulations saillantes.

Le col est de volume ordinaire mais regarde en haut. Sur la lèvre postérieure existe une ulcération saillante, arrondie, du volume d'une pièce d'un franc, recouverte d'une fausse membrane grisâtre, saignante dans les parties où cette membrane est déchirée.

Diagnostic. — Syphilides et ulcérations vulvaires. Syphilide ulcéreuse du col de l'utérus.

Traitement. — Liqueur de Van Swieten. Bains de sublimé avec canule vaginale. Vin de quinquina. Préparations ferrugineuses.

24 janvier. — Amélioration encore peu sensible. L'inflammation vulvaire et vaginale ont un peu diminué.

31 janvier. — Les ulcérations vulvaires persistent mais l'ulcération du col est en voie de guérison.

7 février. — L'ulcération du col est à peu près cicatrisée.

21 février. — Les syphilides vulvaires disparaissent peu à peu.

1er mars. — Exeat.

Dans cette observation nous trouvons la forme d'ulcération qu'a décrite M. Bernutz (Des affections syphilitiques du col de l'utérus. *Société médicale des hôpitaux*, juin 1855). La teinte grisâtre de cet ulcère, qui est superficiel et saigne facilement, sa disparition rapide en l'absence de toute cautérisation locale, ne laissent pas de doute sur son caractère spécifique.

Au milieu des nombreuses observations recueillies à Lourcine, nous n'avons pu trouver que ce cas bien avéré de syphilide ulcéreuse. M. le professeur Fournier n'en a vu également que quelques cas et en a déposé une pièce au musée de Lourcine.

CHAPITRE III

Le diagnostic des syphilides utérines est peut-être le point le plus important de leur étude. C'est peut-être à cause des difficultés qu'il présente que les auteurs ont admis la rareté de ces lésions. Cependant dans beaucoup de cas les caractères sont tellement accusés que le doute n'est pas possible. Quand les commémoratifs sont certains, en présence d'un accident local de nature douteuse, on a de fortes raisons de le croire syphilitique.

Nous allons prendre chaque genre de syphilides, et étudier les lésions avec lesquelles on peut le confondre.

1° *Syphilide érosive.*

On peut confondre la syphilide érosive avec les érosions produites par la vaginite et la métrite, avec l'herpès du col, avec les chancres utérins :

1° Les érosions dues à la vaginite présentent à peu près la même teinte que les syphilides, elles ont une coloration rouge intense ; au lieu d'affecter une forme lisse, cerclée, elles sont irrégulières, volumineuses, elles saignent facilement. Elles occupent souvent la base du col au niveau de son insertion vaginale et s'étendent de là à tout un segment

du col (Martineau). Quand la vaginite blennorrhagique atteint le col de la matrice, elle y détermine des exulcérations superficielles qui ne sont que de simples desquamations épithéliales. Ces ulcérations (Rollet, Annales de
syphiligraphie et de dermatologie), forment des îlots irréguliers, sur les lèvres du méat, surtout sur la lèvre postérieure. Il n'est pas difficile de les diagnostiquer. Elles
sont assez caractéristiques pour que leur simple aspect ne
puisse révéler leur nature. D'ailleurs, les commémoratifs,
un suintement persistant de l'urèthre, si la blennorrhagie
a disparu, mettront sur la voie.

Les érosions de la métrite ont une place de prédilection,
elles siègent sur les deux lèvres, autour du méat. Ce sont
d'abord des éminences discrètes ou confluentes, formées
par des follicules enflammés, un peu plus rouges que la
muqueuse voisine. A cet état il est impossible de les prendre pour des érosions syphilitiques. Quand elles s'abcèdent,
on les reconnaît à leur forme ; ce sont de petits godets, des
cupules caractéristiques.

2° *Herpès du col*. — M. Gallard nie l'herpès du col,
cependant il est généralement admis, et je crois en avoir vu
des cas incontestables. L'herpès se présente sous forme de
vésicules du volume d'une tête d'épingle, translucides
d'abord, puis blanches et opaques. Ces vésicules durent
quelques jours, puis elles se crèvent et s'encroûtent. Vient-
on à les détacher, on met le derme à nu et on a des érosions.
Une éruption d'herpès est formée par la réunion de vésicules. Deux cas se présentent, ou bien la réunion se fait
quand l'herpès est encore à l'état de vésicules, on a alors
une phlyctène ; ou bien la réunion s'opère dans la période

d'ulcération et on a une érosion plus ou moins étendue. C'est sous cette dernière forme que se présente d'habitude l'herpès du col.

Au lieu d'être discrètes, comme les syphilides, les vésicules d'herpès sont confluentes et forment une nappe érosive. Il est un signe d'une grande valeur sur lequel insiste tout particulièrement M. le professeur Fournier. Le contour de la vésicule herpétique est parfait, circulaire, quand elle est isolée, et au contraire sinueux quand les éléments éruptifs se confondent ; de plus les sinuosités ne sont pas irrégulières : ce sont de petits segments de circonférence qui se coupent réciproquement ; le contour de l'ulcération est alors « polycyclique » suivant l'expression de M. Fournier.

Avec ce signe on peut à coup sûr diagnostiquer l'herpès. Enfin on ne doit pas oublier l'examen des parties externes. Quand il y a de l'herpès sur le col il y en a toujours à l'extérieur, sur la vulve, ou aux plis génito-cruraux ou en un autre point de la région périgénitale.

3° *Chancres du col.* — C'est surtout avec les chancres en voie de réparation, quand on ne les a pas observés à la première période, que le diagnostic est difficile. Nous allons étudier séparément le chancre simple et le chancre infectant.

Les chancres simples sont des ulcérations la plupart du temps multiples, à bords taillés à pic, à fond jaune, suppurant abondamment. Ils ont à peu près le volume d'une pièce de cinquante centimes, et ont sur le col peu de tendance à devenir envahissants. Ils n'ont pas de siège fixe. Quand ils sont en voie de cicatrisation ils n'offrent plus de caractères propres, et il n'y a que l'inoculation qui puisse mettre sur la voie. Il est rare qu'il n'en existe pas ailleurs que sur le col, un examen attentif en fait découvrir d'autres, soit sur la vulve, soit dans le vagin.

Le chancre infectant, habituellement unique, occupe le plus souvent l'ouverture du col, il offre une teinte blanchâtre, un fond gris lardacé « comparable à la coupe des tumeurs squirrheuses » (Fournier). L'ulcération n'est pas profonde, souvent c'est une simple érosion limitée par un bord rouge vif, une collerette purpurine. Le chancre infectant ne suppure sur le col pas plus qu'ailleurs.

L'induration, outre qu'elle n'existe pas toujours, n'est pas facile à constater, à moins qu'il n'y ait prolapsus utérin comme dans un cas de M. Ricord.

L'inoculation serait négative. On a remarqué que l'herpès vulvaire coïncidait fréquemment avec le chancre infectant du col. Il est vrai d'ajouter que cet herpès peut coïncider avec des vésicules de même nature sur le col, ou des chancres simples mais plus rarement pour ces derniers.

II. — *Syphilides papuleuses*

On peut confondre les syphilides papuleuses avec les granulations de la métrite. Mais l'ulcération granuleuse du col se présente avec un cortège de symptômes tout spéciaux.

Tous les états diathésiques peuvent, d'après M. Courty, donner lieu aux granulations utérines. La grossesse est la cause la plus fréquente. Après la grossesse, l'accouchement et les suites de couches, entraînant après elles l'engorgement et la congestion, sont les causes les plus efficaces. Enfin l'inflammation utérine, pour peu qu'elle soit abandonnée à elle-même, joue le rôle de cause occasionnelle.

Habituellement les femmes souffrent. Le toucher qui est douloureux accuse un gonflement du corps et du col de la matrice. Au spéculum on voit des ulcérations granuleuses centrales. Nées au pourtour de l'orifice elles ne le quittent pas, alors même qu'elles s'étendent au loin, parce qu'elles sont produites ou entretenues par le catarrhe utérin. Elles sont recouvertes de muco-pus qu'il faut essuyer pour bien les apercevoir.

Avec les syphilides utérines, rien de tout cela. Les femmes ne se plaignent pas, il faut chercher ces lésions pour s'assurer de leur existence parce qu'elles ne donnent lieu à aucun trouble subjectif : pas d'écoulement, pas de troubles menstruels, pas de désordres digestifs sympathiques.

Cependant elles pourraient coïncider avec de la métrite si commune chez les syphilitiques, mais elles siègent loin de l'ouverture du col. Cette métrite elle-même ne se révèle par aucun symptôme : elle est inconsciente, ne détermine ni douleurs ni névralgie, ni inflammation périutérine.

Enfin, l'évolution de ces lésions lèvera tous les doutes. Celles qui dépendent de la syphilis, guérissent vite sans traitement, celles qui sont inflammatoires ont toujours une marche chronique. Les soigne-t-on, elles ont une longue durée, abandonnées à elles-mêmes, elles s'étendent et finissent par devenir fongueuses. Jamais elles ne guérissent spontanément, souvent elles récidivent.

Les syphilides papuleuses pourraient encore être confondues avec les granulations tuberculeuses du col. Mais celles-ci sont rares et coïncident toujours avec un état général grave. M. Brouardel regarde la leucorrhée comme le prélude de la maladie. Le plus souvent le péritoine est pris de tuberculisation, ce qui aggrave singulièrement la situation. Au toucher, qui est douloureux, on trouve dans les culs-de-sac vagino-utérins des bosselures, des inégalités. Mais l'examen microscopique des matières contenues dans la leucorrhée peut seul affirmer le diagnostic.

III. — *Syphilides ulcéreuses.*

A cause de leur rareté, le diagnostic de ces lésions est moins important, mais plus difficile. On pourrait les confondre avec les chancres du col, avec les ulcérations inflammatoires, etc. Nous ne reviendrons pas sur les détails que nous avons déjà donnés sur ces affections. En général une ulcération lisse, peu profonde, non grenue, sans granulations autour, ni cupules, ni godets caractéristiques est de nature syphilitique. Une ulcération bourgeonnante, fongueuse, qui devient chronique et récidive, est sous la dépendance d'une métrite.

Outre les ulcérations phlegmasiques du col, M. Courty a décrit d'autres lésions dépendant d'un état général diathésique; ulcères dartreux, scrofuleux, scorbutiques. Il ne serait pas utile d'essayer une étude de ces lésions mal déterminées et sur lesquelles les cliniciens ne sont pas d'accord. M. Gallard rejette absolument toutes ces divisions qui ne reposent pas sur des caractères suffisants. « Les signes qui

« peuvent distinguer les diverses ulcérations sont nuls,
« dit-il, absolument nuls, et pas un seul praticien au
« monde ne pourra jamais à la seule inspection d'un col
« utérin ulcéré, se permettre de se prononcer avec quelque
« certitude sur la question de savoir si la femme observée
« est en même temps affectée de tubercules, de scrofule,
« d'eczéma ou de toute autre éruption cutanée. En dehors
« de l'inflammation, les seules maladies qui peuvent déter-
« miner une ulcération du col, sont la syphilis et le can-
« cer. »

L'ulcère cancéreux du col offre un cadre analogique
trop précis pour que nous nous y arrétions. Disons cependant que les ulcérations produites par le carcinome, sont
profondes. « Je ne connais, a écrit Aran, aucune autre
ulcération que le cancer à laquelle on puisse rapporter les
ulcérations profondes du col. On a bien parlé d'ulcérations
phagédéniques du col de l'ultérus, mais j'ai les plus grands
doutes sur l'existence des lésions de ce genre, l'histoire en
ayant été recueillie à une époque où l'on n'était pas aussi
fixé qu'aujourd'hui sur les caractères extérieurs et histo-
logiques du cancer. »

Les ulcérations produites par l'accouchement débutent
par une fissure qui prend souvent une tendance à l'accrois-
sement et qui presque toujours n'arrive que très lentement
à la guérison.

Quant à l'eczéma du col, décrit par M. Courty, on le
reconnaît à son étendue, à sa sécrétion, à la dénudation
du derme. Il s'étend le plus souvent à la totalité d'une lèvre ou sur les deux à la fois. Il est recouvert d'un enduit
jaunâtre, qui, mêlé à l'épithélium, forme un magma qui

simule l'eczéma impétigineux de la peau. Au-dessous le derme est très uni, et offre une surface luisante ou très finement granulée. Plus tard une couche d'épithélium se produit et marque la guérison de la maladie.

CHAPITRE IV

Les syphilides utérines sont des lésions sans gravité. Tout guérit vite sur le col, tout y est éphémère. Le col semble avoir trop de tendance à l'hyperplasie, à la réparation de ses tissus pour garder longtemps ces lésions. Il constitue pour elles un mauvais terrain et ne conserve aucune trace de leur passage. Jamais elles n'y bourgeonnent comme à la vulve pour former des tumeurs végétantes, pour passer en un mot à la forme hypertrophique (Fournier).

Quelque passagères qu'elles soient, elles ne laissent pas moins d'être contagieuses ; ce sont elles qu'il faut sans doute accuser de ces contaminations dont on ne peut pas trouver le point de départ.

« Il arrive parfois, dit M. le professeur Fournier (1), que les femmes syphilitiques, se sachant syphilitiques, et s'observant avec le soin le plus minutieux transmettent la maladie à leur amant. Elles accourent près de leur médecin qui les examine et qui, à son grand étonnement, ne trouve rien de pathologique sur elles, rien qui ait pu motiver une contamination. Comment dans tels cas la contagion s'est-

1. *Leçons sur la syphilis des femmes.*

elle exercée? Il ne saurait le dire assurément. M'est avis toutefois qu'elle a bien pu dériver d'une syphilide utérine spontanément guérie à l'époque où l'examen a été pratiqué. »

CHAPITRE V

TRAITEMENT

Moyens prophylactiques. — Dès qu'on s'est assuré de l'existence de la syphilis il faut la traiter. Si on a affaire à des femmes peu soigneuses de leur personne on leur recommande de faire des injections vaginales. S'il existe quelque affection utérine, de la leucorrhée ou toute autre lésion, on applique le traitement convenable de manière à empêcher les produits des sécrétions morbides d'irriter la muqueuse du col.

Moyens locaux. — Ils ne sont pas indispensables. Des injections d'eau simple suffiraient. Les bains de sublimé avec canule vaginale, les irrigations au chloral (chlorale 4 gr. Eau 1000 gr.) employées surtout contre la vaginit agissent également contre les syphilides utérines. On pourrait les cautériser légèrement, ou les panser avec un topique inerte (tan ou oxyde de zinc).

Mais tout traitement actif est parfaitement inutile et pourrait même être nuisible, les lésions disparaissent spontanément dans un court espace de temps.

CONCLUSIONS

I. — Pendant la période secondaire, en dehors des syphilides, il n'existe pas d'autres lésions qu'on puisse réellement qualifier de syphilitiques.

II. — Les syphilides utérines sont plus fréquentes qu'on ne le croit généralement, parce qu'on néglige de les chercher ou qu'on ne les recherche pas minutieusement.

III. — Ce sont des lésions indolentes, n'accusant leur présence par aucun symptôme.

IV. — Leur diagnostic, sauf pour les syphilides ulcéreuses, de beaucoup les plus rares, est toujours possible.

V. — Aussi contagieuses que les autres lésions de même nature, elles ne présentent que ce caractère de gravité.

VI. — Elles sont en effet singulièrement curables, même en l'absence de tout traitement.

Imp. A. DERENNE, Mayenne. — Paris, boulev. Saint-Michel 52.

Imp, A. Derenne, Mayenne. — Paris, boulev. Saint-Michel, 52.